NOTES

Sur l'Hydriodate de potasse et l'Acide hydriodique. — Hydriodure de carbone; moyen d'obtenir, à l'instant, ce composé triple;

PAR G. S. SERULLAS,

Pharmacien principal d'armée, Pharmacien en chef, premier Professeur de l'Hôpital royal militaire d'instruction de Metz.

METZ,

CHEZ ANTOINE, IMPRIMEUR DU ROI.

MAI 1822.

NOTES

Sur l'hydriodate de potasse et l'acide hydriodique.—Hydriodure de carbone; moyen d'obtenir, à l'instant, ce composé triple.

L'IMPORTANCE qu'acquièrent journellement en médecine, l'iode et ses différens composés, devait nécessairement appeler l'attention des pharmaciens sur la préparation des médicamens dans lesquels entre cette substance. Aussi, deux de nos confrères, MM. Henry et Robiquet, qui ne cessent de coopérer par leurs travaux à l'avancement de la science, au perfectionnement de l'art, viennent-ils de consigner, en même temps, dans le dernier journal de pharmacie, le résultat intéressant de leurs recherches à ce sujet. L'utilité des documens qu'ils nous ont transmis sera d'autant mieux sentie que, si MM. Vauquelin, Gay-Lussac, Colin et Gaultier de Claubry nous ont parfaitement éclairés sur tout ce qui est relatif à l'iode, comme corps chimique, nous n'avions rien de précis sur cette substance, sous les rapports pharmaceutiques, attendu que l'heureuse application qu'en a faite à l'art de guérir le docteur Coindet, est postérieure à la rédaction du dernier *Codex medicamentarius*.

C'est sous ce point de vue, de la pharmacie, que je m'occupais de mon côté, depuis quelques jours, d'examiner les préparations d'iode, lorsque le journal m'a fait connaître que j'avais été prévenu, et que le peu que j'avais fait rentrait presque en totalité dans ce qui venait d'être publié. Satisfait de m'être rencontré avec d'estimables confrères, je supprime de mes observations ce qui se rapporte aux leurs; car j'aurais trop de désavantage à reproduire ce qu'ils ont exposé beaucoup mieux que je ne pouvais le faire. Il ne me restera, des objets qu'ils ont traités, qu'à ajouter quelque chose sur l'hydriodate de potasse et l'acide hydriodique.

J'avais employé, pour l'analyse de l'hydriodate de potasse, l'acide nitrique, ainsi que l'indique M. Robiquet. Ce moyen est d'une exactitude aussi rigoureuse qu'on peut le désirer.

Sur huit échantillons que je me suis procurés et dont il me reste des quantités suffisantes pour des recherches ultérieures, j'ai observé des différences très-grandes entre eux, quant aux quantités d'iode qu'ils contiennent. Dans le résidu de leur décomposition par l'acide nitrique (1), se trouvaient des chlorures et des sulfates. Les sels barytiques y ont produit un précipité plus ou moins abondant, insoluble dans l'acide nitrique (2). Il est constant que tous contiennent, outre le chlorure, du sulfate, et généralement beaucoup plus de celui-ci que de l'autre. Indépendamment de la cause réelle (3), (l'impureté de l'iode) à laquelle M. Robiquet attribue l'exis-

---

(1) Je m'étais assuré de la pureté de l'acide nitrique en le rectifiant sur des nitrates d'argent et de baryte.

(2) On peut reconnaître l'excès de potasse dans les hydriodates par la quantité de nitrate de baryte qui se formera, en faisant réagir de l'acide nitrique sur le précipité séparé qu'aura d'abord produit un sel barytique dans la dissolution de l'hydriodate; précipité qui devra être ou un sulfate ou un carbonate, si un excédant de potasse y existe, ou un mélange des deux.

(3) L'iode trituré avec un peu d'eau et volatilisé dans un vase, y laisse un petit résidu qui donne à l'eau dans laquelle on le dissout la propriété de précipiter fortement par l'hydrochlorate de baryte, et faiblement par le nitrate d'argent; ce dernier précipité bien reconnu pour du chlorure par sa solubilité dans de l'ammoniaque qui ne dissoudrait pas l'iodure.

Ainsi, pour employer l'iode et éviter l'introduction, dans ses composés, des sels étrangers qu'il porte avec lui, il est indispensable de le laver en le triturant à plusieurs reprises avec de l'eau distillée. Ces eaux de lavage évaporées, pour expulser la petite quantité d'iode dissous, laissent un résidu semblable au précédent.

tence de ces matières étrangères dans les hydriodates, elles peuvent y être introduites par une autre source, quant aux chlorures, et de deux côtés tout à la fois pour les sulfates.

1.° Il arrive souvent que les potasses considérées comme pures ne le sont pas effectivement, quoiqu'obtenues par le procédé du pharmacien, par la déflagration de la crême de tartre et du nitre; celui-ci, qui y entre pour un tiers, est, la plupart du temps, associé à des sulfates et des chlorures qui restent dans les potasses à la formation desquelles il a concouru, et dont les manipulations subséquentes, telles que la solution dans l'alcool, ne les débarrassent pas toujours entièrement, au point de ne pas en laisser des traces. Cette épuration, qui est rarement absolue, peut donc rester, faute de soins, beaucoup au-dessous du degré auquel il est possible de la porter. Il est probable que les potasses qui ont servi à la préparation des hydriodates qui se sont montrés les plus impurs parmi ceux que j'ai examinés, se trouvaient dans ce cas.

2°. Quand l'acide hydriodique a été préparé par le procédé le plus généralement suivi, par le gaz hydrogène sulfuré à travers l'eau où de l'iode est en suspension, j'ai trouvé que cet acide, décomposé par l'acide nitrique, laissait aussi un résidu dont la dissolution précipitait par les sels barytiques, bien que l'iode employé eût été auparavant épuisé, par les lavages, ainsi que je viens de le dire, des sels étrangers qu'il contient toujours.

On ne pouvait pas craindre, après avoir pris la précaution accoutumée de faire passer le gaz hydrosulfurique, pour le laver, à travers l'eau d'un et même de deux flacons intermédiaires, comme je l'ai fait, qu'il restât chargé de quelques portions de l'acide sulfurique employé à son extraction du sulfure de fer. Mais j'avais pensé que la transformation, dans cette circonstance, d'une petite quantité d'hydrogène sulfuré en acide sulfurique pouvait avoir lieu. L'iode décompose l'eau; quelque lente (1) que soit l'action, elle n'est pas moins réelle; M. Gay-Lussac nous l'a appris dans son beau travail où ce corps à peine découvert a été traité, pour la première fois, avec une telle extension, qu'on y trouve encore maintenant toutes les données qu'on peut désirer quand on s'occupe de cette matière. L'eau étant décomposée par l'iode, il se forme tout à la fois de l'acide hydriodique et iodique hors

(1) Gay-Lussac, Annales de chimie, tome 91, pag. 155.

du contact de l'hydrogène sulfuré. Mais l'acide iodique étant décomposable par l'hydrogène sulfuré (1), et dans le cas dont nous parlons il y a de ce dernier en présence, le soufre doit s'acidifier par l'oxigène de l'eau plutôt que l'iode qui ne s'empare que de l'hydrogène. Au reste si cette action a lieu, elle doit être très-faible, et ne pourrait pas représenter la quantité très-notable d'acide sulfurique qu'on trouve dans le résidu de la décomposition de l'acide hydriodique par l'acide nitrique.

Il faut donc admettre que du soufre existant dans un état particulier s'est acidifié par l'acide nitrique; car, pour expulser l'hydrogène sulfuré excédant, l'acide hydriodique a été chauffé très-longtemps, beaucoup plus qu'on a coutume de le faire; puis laissé plusieurs jours en repos, afin de donner le temps aux molécules de soufre de prendre de la cohésion ; procédant ensuite à une filtration soignée, il a été rapproché et filtré de nouveau au point d'avoir avant l'addition de l'acide nitrique, une petite quantité de liquide de la plus parfaite transparence, quoique coloré. Tous ces moyens n'ont pas empêché

(1) Gay-Lussac, Annales de chimie, tom. 91, page 47.

que le résidu de cet acide hydriodique décomposé n'ait présenté les mêmes résultats.

Ainsi, l'acide hydriodique obtenu par l'hydrogène sulfuré à travers l'iode en suspension dans l'eau, n'est pas absolument pur; il contient du soufre (1) dont la présence peut déjà être rendue sensible, par le moyen indiqué, sur une portion de l'acide même dans l'état de grande extension où il est ordinairement par ce mode de préparation; à plus forte raison, lorsque la quantité d'acide est concentrée sous le petit volume qu'occupe l'hydriodate à la formation duquel il a été employé. Il ne paraît pas que la saturation et la filtration qui s'en suit y apportent des changemens.

Aussi 15 à 20 grains de chacun des iodures qui faisaient l'objet de mon examen, suffisaient pour mettre en grande évidence les sels étrangers qu'ils contenaient. Soumis à l'action de l'alcool, plusieurs y ont laissé des parties in-

---

(1) On ne peut pas croire que les lavages réitérés auxquels on soumet l'iode en le triturant avec de l'eau, soient insuffisans pour enlever entièrement les sulfates. D'ailleurs, de l'acide hydriodique décoloré à l'instant par son agitation avec de l'amidon, afin de pouvoir mieux observer, n'a pas été troublé par l'hydrochlorate de baryte, lorsque le résidu de la décomposition, par l'acide nitrique, d'une autre portion de ce même acide, a précipité abondamment par le même réactif.

solubles plus ou moins abondantes, des sulfates, des iodates; ces derniers reconnaissables à leur inaction dans une dissolution de deutonitrate de mercure, et au précipité blanc qu'ils produisaient dans celle du protonitrate de la même base. Pour obtenir exactement ce résultat, il faut avoir soin, comme M. Gay-Lussac l'indique, de neutraliser par l'acide acétique l'excès de potasse que pourrait contenir l'iodate.

Action de l'acide sulfurique sur l'iodure de potassium.

Si l'acide sulfurique agit diversement sur les iodures de potassium, toutes les circonstances étant égales, on doit supposer une différence dans leur composition.

De l'acide sulfurique concentré, versé sur de l'iodure de potassium sec, dégage à l'instant de l'hydrogène sulfuré, ainsi que M. Vauquelin l'a observé (1). Si cette odeur, facile à distinguer isolément, laissait quelque incertitude sur sa véritable nature, il suffit de présenter, dans les verres où l'action a lieu, des bandes de papier fraichement trempées dans une dissolution d'acétate

(1) Annales de chimie, tom. 90, page 239.

de plomb ; elles noircissent aussitôt, sauf la formation, sur quelques points du papier, d'un iodure jaune de plomb. Une partie de l'acide sulfurique est donc décomposée complètement en même temps que son eau constitutive ; du soufre est mis à nu, de là le gaz acide hydrosulfurique et un sulfate.

Tous les iodures de potassium traités ainsi par l'acide sulfurique concentré, les quantités d'iodure et d'acide étant très-exactement les mêmes, tous donnaient, dans les premiers momens, cette odeur d'hydrogène sulfuré ; mais elle disparaissait bientôt, chez la plupart, pour faire place à celle d'acide sulfureux, au milieu de laquelle dominait une odeur d'une telle analogie avec celle de chlorure de soufre, qu'on s'y méprendrait certainement si on ne connaissait pas les rapports qu'il y a sur tant de points entre le chlore et l'iode. Les vases contenant les mélanges, simplement recouverts d'un disque de verre, étant abandonnés à eux-mêmes, n'ont cessé d'exhaler, pendant 12 à 15 jours, cette odeur de chlorure de soufre, répandant, comme ce dernier exposé à l'air, des vapeurs blanchâtres qu'on rendait beaucoup plus sensibles en soufflant légèrement dessus pour en déterminer la sortie. Il est probable que dans ce cas il se forme une combinaison d'iode et de soufre dont les propriétés se rapprochent de celles du chlorure de soufre.

Jamais, dans des essais bien des fois répétés, les iodures de potassium préparés par le procédé que je vais indiquer, quoique traités de la même manière que les autres, n'ont donné cette odeur de chlorure de soufre. Ne peut-on pas croire que le procédé de l'hydrogène sulfuré pour la préparation de l'acide hydriodique, laisse, comme je l'ai dit, des portions de soufre dans les hydriodates, et ce soufre, préexistant à l'action de l'acide sulfurique, se trouve apte à la combinaison dont il est question. J'ai remarqué que les iodures qui avaient la propriété de produire l'odeur de chlorure de soufre, précipitaient plus abondamment que les autres après leur décomposition par l'acide nitrique.

Il est encore probable que c'est sur cette odeur de chlorure de soufre, qui ne se manifeste que lorsqu'on dégage, par l'acide sulfurique concentré, l'iode de sa combinaison avec le potassium, qu'est fondée l'observation d'après laquelle quelques auteurs ont rangé au nombre des caractères physiques de l'iode, l'odeur de chlorure de soufre. Mais elle lui est étrangère, puisqu'on ne la remarque que dans la circonstance dont on vient de parler, et que toujours isolément elle n'a de ressemblance qu'avec celle du chlore.

L'action de l'acide sulfurique sur l'iodure de potassium dissous dans une petite quantité d'eau, offre encore un tout autre résultat; on n'a plus d'hydrogène sulfuré; mais uniquement, avec la vapeur d'iode, de l'acide sulfureux. Les deux acides sont réciproquement décomposés; il y a formation d'eau.

Cette différence bien remarquable d'action de l'acide sulfurique sur l'iodure de potassium sec ou dissous, fournirait encore une nouvelle preuve de l'existence des iodures et des hydriodates, si M. Gay-Lussac n'avait pas établi d'une manière aussi positive cette belle théorie.

Nouveau procédé pour préparer l'hydriodate de potasse.

Outre l'inconvénient d'avoir un iodure chloruré, sulfaté et souvent sulfuré, par les procédés usités jusqu'à présent, il en existe un autre, celui de la formation d'un iodate en même temps que l'hydriodate, quand on traite directement l'iode par la potasse caustique. L'évaporation à siccité et la fusion ramènent ce produit en totalité à l'état d'iodure qui se convertit dans l'eau entièrement en hydriodate, mais avec excès de base (1), ce qui exige encore une préparation séparée d'acide hydriodique, afin d'en avoir en réserve pour neutraliser; et l'on retombe encore dans une partie de l'inconvénient qu'on a voulu éviter. Je parle rigoureusement; parce que quand il s'agit de médicamens, et surtout d'un médicament aussi héroïque que celui dont nous nous occupons, qui ne s'emploie qu'à la dose de quelques grains, rien n'est à négliger pour porter sa pureté au dernier degré. Le procédé dont je me sers remplit parfaitement ce but; il obvie à tout, et à l'impureté des potasses, et à la formation de l'iodate. L'exécution en est des plus faciles; elle se réduit à traiter, par l'alliage de potassium et d'antimoine, l'iode dans l'eau simple, ou mieux alcoolisée, pour en avoir en dissolution davantage à la fois.

Certes jamais les circonstances favorables ne se trouvèrent plus complètement réunies pour la

---

(1) Gay-Lussac, annales de chimie, tom. 91, page 75.

prompte formation de ce sel (1). Tout est à l'état naissant, par la présence du potassium, l'oxide, l'hydrogène, l'iode lui-même, si je puis m'exprimer ainsi, puisqu'il est en dissolution.

Pour procéder, on verse, sur de l'iode préalablement lavé, 12 à 15 fois son poids d'alcool incolore ramené à 25 degrés; on y jette ensuite, par portions, de l'alliage de potassium et d'antimoine réduit chaque fois, à l'instant, en fragmens. On agite avec un tube de verre. Dès que la décoloration de la liqueur est complète, on décante aussitôt dans un vase à part pour filtrer et évaporer lentement, comme cela se pratique. On pourrait, si l'objet en valait la peine, si on opérait sur de fortes quantités, retirer par la distillation la majeure partie de l'alcool.

L'iodure qui en résulte est de la plus grande blancheur, d'une pureté absolue, se desséchant aisément à l'air, où il peut rester exposé sans attirer l'humidité, comme le font ceux que j'ai eu occasion de lui comparer. Traité par les réactifs,

---

(1) M. Gay-Lussac indique, entre autres, l'iodure d'antimoine dans l'eau, comme moyen d'obtenir l'acide hydriodique. — Annales de chimie, tome 91, page 26.

jamais un précipité n'y a indiqué la présence de sels étrangers, quand tous les autres, mis en regard et soumis aux mêmes épreuves, en donnaient tous de plus ou moins abondans.

Maintenant ceux qui n'auront pas pu se former une idée, par mes premiers mémoires, de la facilité avec laquelle on prépare l'alliage de potassium et d'antimoine, ne manqueront pas de voir, sous ce rapport, un obstacle à l'adoption du procédé que je propose. Mais un premier essai les aura bientôt convaincus qu'aucune autre manipulation ne présente moins d'embarras.

Il est essentiel, (cette condition est rigoureusement exigée) de se procurer de l'antimoine très-pur, et jusqu'à présent, pour l'avoir tel, c'est dans l'émétique qu'il convient de le prendre (1). Il fau-

---

(1) Je le répète, tous les antimoines du commerce contiennent plus ou moins d'arsenic et presque toujours du soufre. J'ai été à même, depuis mon dernier mémoire, de constater la présence de l'arsenic dans plusieurs échantillons qui m'ont été remis, tels sont ceux des mines de Lubillac, d'Uzès, d'Allemont, de Kremnitz en Hongrie, de plusieurs variétés de Freyberg. S'il en est qui en contiennent infiniment peu, il n'en est aucun qui en soit entièrement exempt. La mine du département de l'Allier, qui semble faire exception, et qui en outre ne renferme pas de fer, serait, ainsi que M. Vauquelin l'a déjà dit, très-précieuse pour les usages

dra donc convertir une première fois de l'émétique en alliage de potassium et d'antimoine, en le grillant d'abord à l'air, et le calcinant ensuite dans un creuset fermé. Si, par un premier essai sur quelques fragmens de cet alliage, un acide y développe l'odeur d'hydrogène sulfuré, il faut le pulvériser entièrement et le laver, pour enlever ce sulfure de potassium. Les émétiques du commerce contiennent généralement un peu de soufre dont la présence devient très-manifeste, lorsqu'ils sont transformés par leur calcination en vase clos, en alliage de potassium, et qu'il sont soumis à l'action d'un acide.

Ainsi une fois que l'on se sera approvisionné de 2 à 3 kilogrammes d'antimoine pur, au moyen de 6 à 7 fois autant d'émétique, on en aura pour un temps infini, si on le réserve exclusivement pour cet usage; puisque ce métal n'entre matériellement pour rien dans la composition de notre produit, n'étant ici qu'un agent qui favorise, par la température sans doute et peut-être par son affinité pour le potassium, la réduction de la potasse; et sauf

---

pharmaceutiques et peut-être pour les arts. La qualité de l'antimoine où existe de l'arsenic, ne doit pas être la même quand il en est privé. Peut-être trouverait-on la cause de la différence que l'on remarque dans la durée des caractères d'imprimerie.

les déperditions inévitables dans toute manipulation, il reste entièrement sur le filtre; sa pureté sera d'autant plus grande qu'il aura déjà servi à cette opération.

Rien n'est donc moins coûteux, puisqu'il ne s'agira plus, chaque fois qu'on aura besoin d'alliage, que de faire fondre le métal avec la crême de tartre à laquelle on le mêle par porphyrisation. Les matières étrangères que peut contenir la crême de tartre sont rejetées, pendant la fusion, à la surface du culot métallique qui ne reste formé absolument que d'antimoine et de potassium très-pur, et la quantité de ce dernier, par une bonne manipulation, s'y trouve être d'un cinquième (1).

C'est donc un bon moyen de se procurer de la potasse pure, soit qu'on la sépare par le lavage, ou qu'on s'en serve directement à l'état de potassium dans son union avec l'antimoine,

---

(1) En faisant fondre de l'alliage de potassium et d'antimoine tiré de l'émétique, le creuset seulement couvert par une brique, il s'est trouvé à la surface du culot métallique une très-grande quantité de tritoxide d'antimoine d'une belle couleur jaune qui prenait encore de l'intensité dans l'eau, ayant alors l'aspect de la gomme-gutte délayée.

toutes les fois, comme dans ce cas-ci, que les corps qui se trouveront ensemble ne seront pas susceptibles de se combiner avec l'antimoine. Cet alliage, renfermé avec soin, peut se conserver sans altération aucune pendant des années ; ce que j'ai constaté. On ne peut donc manquer d'apprécier l'avantage d'avoir toujours à sa disposition des quantités très-considérables de potassium et conséquemment de potasse aussi pure qu'elle puisse exister.

Hydriodure de carbone. Circonstances particulières dans lesquelles cette combinaison triple s'est opérée ; moyen de la produire à l'instant.

Voulant avoir, pour des expériences comparatives, de l'acide hydriodique obtenu autrement que par les procédés de l'acide hydrosulfurique et du phosphure d'iode, j'imaginai de présenter à l'iode du gaz hydrogène naissant, en faisant arriver simultanément sur du charbon incandescent, de l'eau et de l'iode en vapeurs ; sachant, d'après M. Gay-Lussac, que le charbon n'agissait pas sur l'iode, quelle que fût la température (1).

(1) Annales de chimie, tom. 91, page 23.

A cet effet, je disposai à-peu-près l'appareil décrit par M. Thenard pour la décomposition de l'eau sur le charbon.

Un tube de verre luté contenant du charbon préalablement lavé et calciné, fut placé transversalement dans un fourneau ; il communiquait d'un côté, au moyen d'un autre tube convenablement courbé, avec un petit matras dans lequel on avait introduit 15 à 20 grammes d'iode et 2 à 300 grammes d'eau. L'autre extrémité était également armée d'un tube courbé, assez court, qui plongeait dans un flacon contenant 50 à 60 grammes d'eau. Le tout étant parfaitement luté et le tube de verre rougi, on a déterminé, au moyen d'un peu de feu, la volatilisation de l'eau et de l'iode à travers le charbon, ce qui a donné lieu à tous les phénomènes de la décomposition de l'eau. De l'hydrogène carboné, de l'oxide de carbone, chargés d'acide hydriodique et d'iode, se répandirent sous forme de vapeurs épaisses d'abord jaunâtres, puis très-blanches, d'une odeur aromatique variable, analogue tantôt à une substance éthérée, tantôt à celle d'une résine. De ce gaz nébuleux, dont le dégagement s'opérait avec la plus grande rapidité, ayant été recueilli et examiné immédiatement, j'y ai reconnu l'existence des différens corps que je viens de nommer. Les cloches sous lesquelles on l'avait reçu en étaient obscurcies; mais peu à peu elles reprenaient leur transparence, et de l'iode déposé jaunissait fortement le fond des soucoupes sur lesquelles les cloches étaient renversées.

L'eau du flacon était acide et fortement colorée par de l'iode; elle s'échauffait tellement qu'on dut la remplacer plusieurs fois, ce qui finit par occasionner la fracture du petit tube au-dessus de sa courbure; en sorte que la portion horizontale qui restait ne dépassait plus l'orifice du grand tube auquel elle était adaptée que d'un à deux pouces, suffisamment cependant pour permettre de la faire plonger dans un vase d'eau convenablement incliné, et de continuer à recevoir encore pendant quelque temps les produits. Mais la fracture complète de l'appareil y mit fin tout-à-coup avant l'entier épuisement de l'iode.

Le but que je m'étais proposé ne se trouvait pas rempli; l'acide hydriodique obtenu manquait des qualités requises, et ne pouvait, en raison de son excessive coloration, servir à des comparaisons.

Cependant, pour en tirer parti, tout ce que

contenaient les différens vases où il avait été reçu, fut réuni et saturé par la potasse caustique. La décoloration achevée, je fus bien surpris de voir que la liqueur était très-trouble et blanchâtre. Sans savoir à quoi attribuer cet effet inattendu, je séparai par la filtration la matière en suspension, que je pris pour du soufre, à l'aspect jaune et pulvérulent qu'elle avait après sa dessication. Une portion mise sur du charbon rouge répandit une odeur particulière, tout autre que celle du soufre, et des vapeurs violettes ; à ces dernières je reconnus un composé d'iode ; je le supposai salin, pensant que la potasse qui en avait déterminé l'apparition, avait concouru à sa formation. Mais l'acide nitrique ne lui faisait éprouver aucun changement ; l'eau ne le dissolvait pas. J'essayai l'éther dans lequel il disparut en totalité quoique lentement. L'évaporation le reproduisit sous forme de paillettes d'un très-beau jaune. Des parcelles chauffées sur un fragment de capsule de porcelaine, donnèrent lieu encore à des vapeurs violettes, à une odeur aromatique bien prononcée et à un dépôt volumineux de charbon : même effet, étant exposées à la chaleur simplement sur une carte.

La séparation bien évidente de ce corps en iode et charbon ne laissait pas de doute que ces deux principes n'entrassent dans sa composition ; et, vu la circonstance dans laquelle il s'était formé, il fallait admettre que l'hydrogène en faisait aussi partie constituante. Je cherchai à en acquérir la preuve. Une petite quantité de la substance, (ce que j'avais ne me permettant pas d'en user plus largement), fut déposée au fond d'une petite cloche courbe de verre que l'on remplit ensuite de mercure ; renversée ainsi sur un bain du même métal, et chauffée fortement à la flamme de l'alcool sur le point où se trouvait la matière, il s'est formé de l'iodure rouge de mercure (deuto iodure), du charbon a été mis à nu, et du gaz a été dégagé; c'était probablement de l'hydrogène, ce que je n'ai pu constater, attendu qu'il y en avait très-peu.

Jusques-là je n'avais aucunement songé à la note des annales de chimie et de physique (septembre 1821) sur le composé triple d'iode, d'hydrogène et de carbone de M. Faraday : aucun rapprochement ne m'était venu à la pensée, lorsque cette dernière épreuve me rappela l'article des annales; j'y recourus. Je trouvai que la description donnée de la nouvelle substance annoncée présentait, quoique formée des mêmes élémens, plusieurs caractères différens de celle que j'avais sous les yeux, ainsi qu'on le verra.

Du reste, je me proposais d'en faire plus tard un examen bien approfondi, persuadé que j'allais obtenir de nouveau la substance avec plus de facilité que la première fois, en apportant plus de soin dans les dispositions de l'appareil; puisque, sans la chercher, elle s'était offerte d'elle-même au milieu de tous les obstacles d'une opération manquée. J'ai recommencé cinq à six fois, sans aucun succès, dans toutes les conditions que je pouvais supposer favorables, jusqu'à en reproduire une bien étrange, celle de la fracture du tube; enfin, ne pouvant réussir avec les plus grands soins, j'ai cherché à ramener tous les inconvéniens de la première opération, espérant y rencontrer la circonstance qui avait influé sur la formation du corps nouveau. Tous les phénomènes déjà observés ont reparu; mais point de matière jaune.

Après ces essais inutiles auxquels cependant je ne mis fin qu'étant lassé des difficultés que me faisaient éprouver la fracture et la fusion fréquentes des tubes de verre, n'ayant pas de tube de porcelaine, je voulus essayer dans un tube de fer, résigné d'avance à la chance peu favorable que pouvait me faire pressentir l'action connue de l'acide hydriodique sur le fer. Curieux d'ailleurs de connaître jusqu'à quel point seraient modifiés par cet appareil les résultats que j'avais en vue, je disposai une portion de canon de fusil comme les autres tubes, le faisant arriver directement par un bout dans un ballon tubulé ne contenant rien ; de la tubulure partait un tube courbé qui venait plonger dans un flacon contenant un peu d'eau. Le canon plein de charbon étant incandescent, l'eau, l'iode qui l'ont traversé ont produit les mêmes vapeurs jaunâtres, puis blanches ; mais l'odeur aromatique, quoique distincte, était faible et mêlée d'une odeur ferrugineuse très-remarquable ; l'atmosphère voisine en était même fortement chargée, au point que la langue promenée sur les lèvres se trouvait vivement et désagréablement affectée de la saveur métallique.

L'opération terminée, le ballon qui avait été continuellement refroidi contenait 50 à 60 gram. d'un liquide très-coloré, très-acide, d'un goût également ferrugineux; du reste transparent. L'eau du flacon avait pris une teinte ambrée, et laissait voir en suspension une matière jaune, brillante, aiguillée, d'un aspect nacré par l'agitation.

Le liquide du ballon étendu d'une certaine quantité d'eau s'est troublé à l'instant, a montré en abondance les mêmes paillettes jaunes, brillantes, nacrées, que le précédent; présentant à l'œil, quand on agitait, des faisceaux soyeux, chatoyans. Abandonnée à un long repos, la matière suspendue s'est précipitée sous forme d'une poudre jaune, n'ayant plus l'aspect brillant d'auparavant; la liqueur surnageante était très-colorée. Après décantation, le précipité a été lavé à l'eau froide et dissous dans l'eau chaude. Cette dissolution filtrée et évaporée a donné, par le refroidissement, des cristaux extrêmement brillans, absolument semblables à de la limaille d'or, rapprochant beaucoup de ceux du premier produit jaune cristallisé obtenu dans le tube de verre. Trompé par l'apparence, je le crus un instant le même. Mais, traité de la même manière par le feu, il n'a d'abord éprouvé aucun changement; il s'est desséché en adhérant fortement aux parois du vase. La continuation d'une forte chaleur l'a noirci sur différens points qui paraissaient être charbonés; alors de l'acide nitrique versé dessus a mis de l'iode à nu, et la liqueur étendue a donné un précipité bleu très-abondant par l'hydrocyanate de potasse.

Sur un très-grand nombre de fois que j'ai repris cette opération, trois seulement m'ont fourni une très-petite quantité de cette substance. Je n'ai pas eu plus de succès en mêlant au charbon de la tournure de fer. On peut présumer, d'après les essais auxquels je l'ai soumise, qu'elle est composée d'hydrogène, de carbone, d'iode et de fer; que l'hydriodure de carbone est susceptible de s'unir aux métaux et de former avec eux une combinaison quaternaire. La difficulté de produire chaque fois cette combinaison se rattache à la difficulté de produire l'hydriodure de carbone. Il m'en reste une certaine quantité, ainsi que de l'acide hydriodique qui en tient en dissolution et duquel l'eau la précipite.

On doit inférer de toutes ces tentatives infructueuses pour obtenir l'hydriodure de carbone par l'iode et l'eau sur le charbon incandescent, que la circonstance fortuite qui l'a mis une première fois dans mes mains, n'est pas facile à saisir. On le conçoit, ce corps est décomposable par la chaleur; s'il se forme sur un point, il sera décomposé plus loin par la haute température qu'il éprouve le long du tube; et il est à présumer que dans le cas où il a été obtenu, il n'a échappé à la décomposition que parce qu'il aura été formé et condensé au même instant, immédiatement à sa sortie du tube.

Désespérant de réussir, j'avais renoncé à ce moyen sans pouvoir me fixer à un autre qui m'aurait offert la possibilité de faire rencontrer de la vapeur d'iode avec le gaz hydrogène carboné naissant. Je voyais ce corps m'échapper, regrettant beaucoup d'en avoir usé pour des essais peu importans; presque toute la quantité que le hasard m'avait procurée avait été sacrifiée. Toujours poursuivi par la même pensée, dont il aurait été difficile de se débarrasser, je tournai tout-à-coup mes vues sur les alliages charbonneux de potassium que je considère comme de véritables carbures.

Je supposai qu'en traitant par ces alliages charbonneux une dissolution d'iode dans l'alcool plus concentré que celui que j'employais ordinairement pour la préparation de l'hydriodate, il pourrait se former, dans la décomposition de l'eau sur le carbure de potassium, de l'hydrogène carboné qui s'unissant à l'iode, donnerait naissance à l'hydriodure de carbone. En employant de l'alcool plus fort, j'avais l'intention de dissoudre davantage d'iode et en même temps l'hydriodure de carbone à mesure qu'il se formerait; parce que je supposais encore que l'hydriodure qui se serait produit dans l'alcool aqueux, y étant insoluble, se précipiterait et viendrait en contact de l'alliage où il serait décomposé par la réaction du potassium.

Le résultat fut tel que je l'avais prévu. De l'alcool à 32 degrés, tenant en dissolution de l'iode, à-peu-près saturé, fut soumis à l'action d'un alliage charbonneux de potassium et d'antimoine, riche en potassium. Après la décoloration de la liqueur, filtration et lavage à l'alcool du résidu, le tout réuni et mis à évaporer, la surface ne tarda pas à se couvrir de cristaux de notre matière jaune, exhalant fortement l'odeur aromatique qui la caractérise.

Quoique le résultat eût pleinement justifié mon calcul, il fallait s'assurer si les réactions occultes qui l'avaient amené, s'étaient bien passées comme je l'avais entendu; on devait le croire. On ne pouvait pas supposer, d'après l'opinion accréditée, que de l'alcool à 32 degrés eût été décomposé lui-même dans cette circonstance, plutôt que l'eau qu'il contient encore en assez grande quantité à ce point peu élevé de concentration. C'était là ce qu'il fallait éclaircir.

Pour cela, je traitai une même dissolution alcoolique d'iode par l'alliage de fer et de potassium, de celui retiré des canons après la préparation du potassium, et conséquemment exempt de charbon. J'avais choisi cet alliage préférablement au potassium, parce que je craignais, pour n'y avoir pas réfléchi, que le potassium pur ne s'enflammât sur l'alcool, comme de coutume; ce qui ne pouvait arriver avec l'alliage en raison de sa pesanteur spécifique plus grande qui l'entraîne de suite au fond; mais, à mesure que je projetai l'alliage dans la dissolution d'iode, je vis du potassium détaché venir à la surface, sous forme de globules très-blancs, et disparaître sans inflammation; du moins, il n'y en a eu que 2 ou 3 fois, encore parce que j'opérais dans une capsule très-évasée. Il s'est formé, comme dans le cas précédent, de l'hydriodure de carbone, qui est resté en dissolution dans l'alcool duquel il a été séparé à l'instant par une addition d'eau.

Il me restait donc démontré, par cette expérience, que le charbon de l'alliage n'avait aucune part à la production de l'hydriodure; mais que c'était l'alcool décomposé qui fournissait l'hydrogène carboné. De là, la conséquence naturelle qu'en employant de l'alcool plus concentré et du potassium, on parviendrait à un résultat encore plus satisfaisant, ce qui a eu lieu en effet; pour s'en convaincre, voici comment on s'y prend.

On dissout, jusqu'à saturation, de l'iode dans de l'alcool à 39 degrés (1). Cette dissolution

---

(1) J'indique l'alcool dont je me suis servi, n'en ayant pas alors sous la main de plus concentré; probablement que s'il l'était davantage, il se formerait plus d'hydriodure et moins d'hydriodate.

étant introduite dans une grande éprouvette à pied, on y jette du potassium par portions. Après la disparition de chaque fragment, il faut agiter la liqueur avec un tube de verre pour ramener la dissolution d'iode en mélange, attendu qu'elle se décolore à la surface, par l'action circonscrite du potassium, surtout vers la fin. Lorsque la décoloration est presque complète, on doit cesser d'ajouter du potassium, parce que je pense qu'il pourrait agir sur l'hydriodure formé, dès qu'il ne trouverait plus d'iode. On étend d'eau la liqueur, et à l'instant elle se trouble, s'épaissit; d'abondans flocons jaunâtres viennent à la surface, d'autres se précipitent. On sépare, si l'on veut, avec des cartes, la portion surnageante, et l'on décante après pour y réunir celle du fond; ou bien l'on filtre en totalité. La matière jaune séparée est l'hydriodure de carbone qu'on lave avec de l'eau froide. On le redissout dans l'alcool pour l'obtenir cristallisé par une évaporation spontanée, en divisant la liqueur dans des assiettes, ou en l'évaporant à une douce chaleur. Mais je crois que dans tous les cas il s'en décompose une certaine quantité; car la liqueur se colore fortement, l'odeur aromatique se fait continuellement sentir; et pour peu qu'on ait séjourné dans le lieu de l'évaporation, les vêtemens en restent imprégnés pendant un certain temps. Peut-être serait-il préférable, pour éviter ces pertes, après avoir lavé la matière, si on ne veut la conserver en cet état, de la redissoudre dans l'alcool, filtrer et précipiter de suite par l'eau sous laquelle on la laisserait en repos un à deux jours; elle ne paraît pas y subir d'altération; elle se réunit en dépôt de manière à ce qu'on peut décanter et faire sécher. La dissolution alcoolique d'hydriodure de carbone est incolore; elle devient laiteuse par l'addition d'eau; et l'hydriodure qui semble très-blanc alors dans son état de division, reprend sa couleur jaune en reprenant de la cohésion, en se précipitant.

On voit, comme je l'ai déjà dit, le potassium à la surface de l'alcool ioduré, sous forme d'un globule ramolli, ayant l'aspect de l'émail blanc; roulant d'abord lentement sur lui-même, comme une sphère dans son orbite, et se mouvant en grands circuits, lorsqu'il est réduit à un volume qui n'apparaît plus que comme un point blanc.

Il faut avoir l'attention, quand on projette le potassium dans la dissolution alcoolique d'iode, de tenir à sa portée un disque de verre, pour couvrir l'éprouvette dans le cas où il y aurait inflammation (1); ce qui arrive rarement, attendu qu'il n'y a pas d'hydrogène mis en liberté; il entre immédiatement en combinaison avec l'iode, soit comme hydrogène carboné, soit comme hydrogène, donnant naissance tout-à-la-fois à de l'hydriodure de carbone et à de l'hydriodate de potasse. On sépare le premier, l'hydriodure, par l'eau dans laquelle l'autre, l'hydriodate d'une grande pureté, reste en dissolution.

Voilà donc un moyen facile et prompt de se procurer de l'hydriodure de carbone. En substituant à l'alcool, de l'éther, de l'huile douce de vin, je n'ai pas réussi.

Si cet hydriodure de carbone contient les mêmes élémens que celui produit d'une autre manière par M. Faraday (2), il en différera probablement par

---

(1) Il sera mieux, pour prévenir l'inflammation, de couvrir l'éprouvette immédiatement après l'introduction de chaque fragment de potassium.

(2) Annales de chimie et de physique, tom. 18, pag. 56.

M. Faraday l'a obtenu en exposant aux rayons solaires de l'iode avec du gaz hydrogène percarboné, pendant un certain temps.

Ne serait-ce pas une substance analogue, celle que M. Gay-Lussac a aussi obtenue en faisant passer de l'éther hydriodique dans un tube rouge? » Substance insoluble dans les alcalis et les

les proportions ; puisque l'un est incolore et que l'autre reste constamment d'un beau jaune, couleur qui doit être inhérente à sa nature, son intensité n'étant aucunement diminuée, ni par la potasse caustique, ni par des dissolutions et des cristallisations répétées. Il cristallise en paillettes micacées, retenant quelque chose des formes de l'iode ; il est friable et doux au toucher ; frotté entre les doigts, il répand une odeur aromatique agréable ; une température peu élevée le décompose, puisque la chaleur qui n'altère aucunement une carte sur laquelle on l'expose au feu, suffit pour opérer cette décomposition qui se manifeste par la volatilisation de l'iode et un dépôt de charbon (1) ; tandis que celui de M. Faraday peut se volatiliser sans altération, et ne se décompose qu'à une haute température.

Il existera probablement deux composés de cette

» acides ; conservant, même après les lavages, une odeur éthérée ; » donnant sur un charbon ardent, sans s'enflammer, des vapeurs » d'iode en plus grande abondance que l'éther hydriodique ; se vo- » latilisant beaucoup plus tard que ce dernier. » Annales de chimie, tom. 91, pag. 91.

(1) Ce résidu de charbon varie. L'hydriodure de carbone, produit par le passage de l'eau et de l'iode sur du charbon incandescent, en laisse un beaucoup plus considérable que celui qui résulte de l'action du potassium sur l'alcool iodure. L'un et l'autre cependant ont été dissous dans l'alcool, filtrés et cristallisés.

espèce, s'il n'y en a pas davantage. La couleur jaune permanente de celui que j'obtiens tiendrait à une plus forte proportion d'iode dans sa composition, ce qui le constituerait *deuto* ou *perhydriodure de carbone*, relativement à l'autre qui serait le *proto-hydriodure.*

Cette substance mérite, ce me semble, d'être étudiée sous le rapport de son action sur l'économie animale. Elle pourrait peut-être avoir des propriétés particulières comme médicament; sa saveur douce (1), son odeur éthérée, sa solubilité dans l'éther et l'alcool, sont des modifications dont l'art de guérir pourrait tirer parti, dans les différens cas où l'iode et ses composés connus sont indiqués.

La circonstance qui m'a mis à même de constater l'action du potassium sur l'alcool chargé d'iode, indépendamment de l'intérêt qui s'y rattache par le produit curieux et nouveau qui en résulte, en présente encore un autre non moindre, celui de jeter, ce me semble, un très-grand jour sur

(1) Elle ne m'a pas paru avoir de saveur prononcée à l'état solide, ce qui dépend probablement de son insolubilité; dissoute dans l'alcool, la solution est manifestement sucrée; encore je craindrais de n'avoir pas assez tenu compte de l'impression à-peu-près semblable que l'alcool seul produit à la dégustation.

l'opinion générale qui admet la possibilité d'obtenir de l'alcool absolu à l'aide du potassium. On voit maintenant que ce moyen doit cesser de fixer l'attention et qu'il faut le rayer des ressources à employer pour atteindre ce but; puisqu'il est prouvé par l'expérience que j'ai faite sur de l'alcool à 32 degrés même, que le potassium n'a pas porté son action uniquement, comme il était raisonnable de le penser, sur l'eau excédante dans la masse, mais qu'il a détruit successivement, de proche en proche, jusqu'à la dernière molécule aqueuse nécessaire à l'existence de l'alcool qui se trouvait immédiatement à son contact. Cette observation confirme ce qui est déjà dit dans mon premier mémoire, à l'occasion des expériences faites pour la déflegmation de l'alcool par les alliages de potassium. Ces expériences, où de l'hydrogène carboné se produisait par l'action des alliages sur l'alcool seul, lèvent les doutes qu'on pourrait avoir que l'iode, dans le cas dont il est question, ait eu quelque influence dans la décomposition.

Je n'ai préparé que deux fois de l'hydriodure de carbone au moyen du potassium. Il est probable qu'une plus longue expérience conduira à d'autres observations. Beaucoup de choses m'auront sans doute échappé; et si je me suis hâté de donner des détails qu'avec le temps j'aurais pu rendre plus complets et plus précis, c'est que la priorité qu'on a déjà eue sur une partie de mon travail me faisait craindre qu'en tardant, elle me fût encore enlevée sur ce point.

En résumant les observations contenues dans les précédentes notes, on voit :

1.° Que les iodures de potassium, préparés par les procédés actuellement suivis, sont généralement impurs; qu'ils contiennent tous des chlorures et des sulfates, et quelques-uns de l'iodate.

2.° Que ces matières étrangères aux sels d'iode, y sont introduites constamment par l'iode lui-même, et souvent par les potasses et par l'acide hydriodique préparé au moyen de l'hydrogène sulfuré.

3.° Que l'odeur analogue à celle de chlorure de soufre, que l'on assigne à l'iode comme un de ses caractères, lui est étrangère, puisqu'elle ne se manifeste que dans le cas où l'iode est séparé de son union avec le potassium, par l'acide sulfurique qui, en se décomposant, donne lieu à une combinaison particulière dont les propriétés se rapprocheraient de celles du chlorure de soufre.

4.° Que, pour la préparation de l'hydriodate de potasse, le procédé de traiter l'iode dans l'alcool à 25 degrés, par l'alliage de potassium et d'antimoine, doit être adopté comme tout aussi facile et économique que les autres, s'il ne l'emporte pas sous ce dernier rapport, ayant l'avantage sur eux de donner du premier coup un hydriodate absolument pur.

5.° Qu'il existe un composé triple d'iode, d'hydrogène et de carbone différent, sous quelques rapports, de celui annoncé par M. Faraday; que ce composé peut être produit dans la circonstance où de l'eau et de l'iode passent à travers du charbon incandescent; mais que du potassium projeté sur de l'alcool tenant de l'iode en dissolution, est un moyen sûr et prompt de l'obtenir.

6.° Que cet hydriodure de carbone est susceptible, à l'instant de sa formation, de s'unir au fer, quand on y fait intervenir ce métal.

7.° Que la production de l'hydriodure de carbone par l'action du potassium sur l'alcool ioduré, prouve que le potassium n'agit pas seulement sur l'eau de l'alcool, mais aussi sur l'alcool lui-même; c'est-à-dire, sur la portion d'eau ou de ses élémens qui le constituent; ce qui détruit la supposition existante que le potassium est un moyen d'obtenir de l'alcool absolu.

www.ingramcontent.com/pod-product-compliance
Ingram Content Group UK Ltd.
Pitfield, Milton Keynes, MK11 3LW, UK
UKHW020358250726
13967UKWH00005B/2360

9 782012 937383